Soins personnels émotionnels pour les femmes noires

Découvrez comment augmenter l'estime de soi, faire taire les critiques intérieures, surmonter l'anxiété et maîtriser les émotions pour une guérison et une confiance durables.

ALINA ROBERTSON

Clause de non-responsabilité

Les informations fournies dans ce livre sont uniquement à des fins éducatives et informatives. Il n'est pas destiné à remplacer un avis médical professionnel, un diagnostic ou un traitement. Demandez toujours l'avis de votre médecin ou d'un autre professionnel de la santé qualifié pour toute question que vous pourriez avoir concernant un problème de santé.

L'auteur et l'éditeur de ce livre ne font aucune déclaration ou garantie concernant l'exactitude, l'applicabilité ou l'exhaustivité du contenu de ce livre. L'auteur et l'éditeur déclinent toute responsabilité ou perte liée à l'utilisation de ce livre.

Le lecteur assume l'entière responsabilité de l'utilisation des informations fournies dans ce livre. L'auteur et l'éditeur ne pourront être tenus responsables de tout dommage ou perte résultant de l'utilisation ou de la mauvaise utilisation des informations contenues dans le présent document.

TABLE DES MATIÈRES

Introduction

Dans le monde trépidant d'aujourd'hui, où les demandes de temps et d'énergie semblent sans fin, donner la priorité au bien-être émotionnel est essentiel pour la santé et le bonheur en général. Pour les femmes noires, naviguer dans les complexités de la vie peut souvent ressembler à une bataille difficile, aggravée par les injustices systémiques, les pressions sociétales et les attentes culturelles. Dans ce livre, nous abordons le sujet crucial des soins personnels émotionnels spécifiquement adaptés aux expériences et aux besoins des femmes.

Comprendre l'importance des soins personnels émotionnels

Prendre soin de soi émotionnellement n'est pas simplement une indulgence mais un aspect essentiel du maintien d'une santé holistique. Cela implique de reconnaître, d'honorer et de répondre à nos besoins émotionnels pour favoriser la résilience, la paix intérieure et l'auto-compassion. En donnant la priorité au bien-être émotionnel, les femmes noires peuvent mieux gérer les différents défis qu'elles rencontrent, qu'ils soient personnels, professionnels ou sociétaux.

Reconnaître les défis uniques auxquels sont confrontées les femmes noires

Les femmes sont confrontées à une myriade de défis uniques qui peuvent avoir des conséquences néfastes sur leur santé émotionnelle. Qu'il s'agisse de gérer le racisme et la discrimination systémiques ou de gérer des identités croisées, telles que la race, le sexe et le statut socio-économique, le fardeau peut sembler accablant. De plus, les attentes sociétales imposent souvent des exigences irréalistes aux femmes noires qui doivent être fortes, résilientes et altruistes, laissant peu de place à la vulnérabilité ou aux soins personnels. Reconnaître et reconnaître ces défis est la première étape vers l'élaboration de stratégies efficaces

pour la résilience émotionnelle et le bien-
être.

Cultiver la conscience de soi

La conscience de soi est le fondement de l'intelligence émotionnelle et une composante essentielle des soins personnels émotionnels. Cela implique de développer une compréhension profonde de nos pensées, de nos sentiments, de nos comportements et de nos déclencheurs. En cultivant la conscience de soi, les femmes noires peuvent mieux comprendre leur monde intérieur, reconnaître leurs modes de pensée et de comportement et faire des choix conscients qui soutiennent leur bien-être. Dans cette section, nous explorons deux aspects clés du développement de la conscience de soi : l'exploration des émotions et des déclencheurs personnels, et l'identification et la remise en question des schémas de pensée négatifs.

Explorer les émotions personnelles et les déclencheurs

L'une des premières étapes pour cultiver la conscience de soi est d'explorer nos émotions personnelles et de comprendre ce qui les déclenche. Pour les femmes noires, les émotions peuvent être complexes et multiformes, souvent influencées à la fois par des expériences individuelles et par des facteurs sociaux plus larges. Prendre le temps de reconnaître et de valider nos émotions, sans jugement ni répression, est crucial pour le bien-être émotionnel.

Pour explorer nos émotions, nous pouvons commencer par pratiquer la pleine conscience et nous mettre à l'écoute de nos sensations physiques, de nos pensées et de nos sentiments du moment présent. Cela peut être aussi simple que de prendre quelques respirations profondes, de fermer les yeux et de ramener notre attention vers l'intérieur. En observant nos émotions sans attachement ni réaction, nous pouvons commencer à développer une compréhension plus profonde de notre paysage intérieur.

De plus, la tenue d'un journal peut être un outil puissant pour explorer les émotions. Écrire nos pensées et nos sentiments nous permet de les externaliser, d'acquérir une perspective et d'identifier des modèles ou des thèmes récurrents. Nous pouvons nous poser des questions telles que « Qu'est-ce que je ressens en ce moment ? » » et « Quels événements ou situations ont déclenché ces émotions ? » En identifiant les déclencheurs spécifiques qui suscitent des réponses émotionnelles, nous pouvons mieux nous préparer à faire face à des situations similaires à l'avenir.

De plus, demander le soutien d'amis de confiance, de membres de la famille ou de professionnels de la santé mentale peut fournir des informations et une validation précieuses. Partager nos émotions avec les autres nous permet de nous sentir entendus, compris et soutenus, favorisant ainsi un sentiment de connexion et d'appartenance.

Identifier et remettre en question les schémas de pensée négatifs

En plus d'explorer nos émotions, cultiver la conscience de soi implique d'identifier et de remettre en question les schémas de pensée négatifs qui contribuent à la détresse émotionnelle. Les schémas de pensée négatifs, également connus sous le nom de distorsions cognitives, sont des modes de pensée habituels qui sont irrationnels, inutiles et souvent inexacts. Les distorsions cognitives courantes incluent la pensée en noir et blanc, le catastrophisme et la personnalisation.

Pour identifier les schémas de pensée négatifs, nous pouvons pratiquer l'autoréflexion et l'introspection. Prêter attention à notre dialogue interne et remarquer des thèmes ou des messages récurrents peut nous aider à identifier des schémas de pensée déformés. Par exemple, nous pouvons nous surprendre à réfléchir du tout ou rien, comme croire que si nous faisons une erreur, nous sommes un échec total.

Une fois que nous avons identifié les schémas de pensée négatifs, nous pouvons commencer à les remettre en question en examinant les preuves et en envisageant des perspectives alternatives. Cela implique de nous poser des questions telles que « Cette pensée est-elle basée sur des faits ou des hypothèses ? » et "Quelles preuves ai-je pour soutenir ou réfuter cette pensée ?" En évaluant nos pensées de manière critique, nous pouvons développer des interprétations plus équilibrées et réalistes de nous-mêmes et de nos expériences.

De plus, pratiquer l'auto-compassion et l'auto-validation est essentiel pour remettre en question les schémas de pensée négatifs. Au lieu de nous critiquer durement pour nos pensées et nos sentiments, nous pouvons adopter une attitude compatissante et compréhensive. Nous pouvons nous rappeler qu'il est naturel de vivre une gamme d'émotions et que notre valeur n'est pas déterminée par nos pensées ou nos défauts perçus.

Cultiver la conscience de soi est une pratique puissante qui permet aux femmes de se comprendre elles-mêmes à un niveau plus profond, de gérer leurs émotions plus facilement et de faire des choix qui correspondent à leurs valeurs et priorités. En explorant les émotions et les déclencheurs personnels, et en identifiant et en remettant en question les schémas de pensée négatifs, les femmes peuvent développer la résilience et l'auto-compassion nécessaires pour s'épanouir face aux défis de la vie.

Nourrir l'auto-compassion

L'auto-compassion est un aspect fondamental des soins personnels émotionnels, en particulier pour les femmes qui sont souvent confrontées à des pressions sociétales, des stéréotypes et des injustices systémiques qui peuvent éroder leur estime de soi et leur appartenance. Entretenir l'auto-compassion implique de se traiter avec gentillesse, compréhension et acceptation, quelles que soient les circonstances extérieures. Dans cette section, nous explorons deux stratégies clés pour nourrir l'auto-compassion : adopter et célébrer l'identité et la beauté noires, et pratiquer le pardon et abandonner la culpabilité.

Embrasser et célébrer l'identité et la beauté noires

Adopter et célébrer l'identité et la beauté noires est un élément essentiel pour nourrir l'auto-compassion des femmes noires. Dans un monde qui marginalise ou néglige souvent les voix et les expériences noires, il est crucial pour les femmes noires d'affirmer leur valeur de l'intérieur. Adopter l'identité noire implique de reconnaître et d'honorer la richesse et la diversité de la culture, de l'histoire et du patrimoine noirs.

Une façon d'adopter l'identité noire est de cultiver un sentiment de fierté envers ses racines et ses ancêtres. Cela peut impliquer d'en apprendre davantage sur l'histoire, les traditions et les contributions des Noirs à la société, ainsi que d'établir des liens avec les pratiques et les communautés culturelles. En embrassant leur identité culturelle, les femmes peuvent développer un fort sentiment d'appartenance et d'estime de soi, fondé sur une profonde appréciation de qui elles sont et d'où elles viennent.

De plus, célébrer la beauté noire implique de rejeter les normes de beauté eurocentriques et d'adopter diverses représentations de la beauté. Les femmes noires sont de toutes formes, tailles et nuances, et chaque individu est intrinsèquement beau à sa manière. En célébrant leurs caractéristiques naturelles, leurs coiffures et leurs tons de peau, les femmes peuvent remettre en question les normes sociales et affirmer leur valeur et leur beauté inhérentes.

De plus, s'entourer de représentations positives de l'excellence et de la réussite des Noirs peut renforcer les sentiments de fierté et d'estime de soi. Cela peut impliquer de rechercher des médias, de la littérature et des œuvres d'art qui célèbrent les voix et les expériences noires, et d'amplifier les voix noires dans ses cercles personnels et professionnels. En s'élevant et en se soutenant mutuellement, les femmes peuvent créer une culture de célébration et d'autonomisation qui nourrit l'auto-compassion et la résilience.

Pratiquer le pardon et abandonner la culpabilité

Pratiquer le pardon et abandonner la culpabilité est un autre aspect essentiel pour nourrir l'auto-compassion pour les femmes noires. Souvent, les femmes portent le poids du traumatisme intergénérationnel, de l'oppression systémique et des attentes sociétales, qui peuvent se manifester par des sentiments de culpabilité, de honte et d'indignité. Apprendre à se pardonner et à pardonner aux autres est une pratique puissante qui peut libérer les femmes noires des fardeaux du passé et cultiver la paix intérieure et la guérison.

Le pardon implique de libérer le ressentiment, la colère et l'amertume envers soi-même et les autres, et de choisir plutôt d'étendre la compassion et la compréhension. Cela peut être un processus difficile, surtout face à une douleur profonde et à une trahison. Cependant, en reconnaissant que garder rancune ne fait que perpétuer la souffrance, les femmes noires peuvent commencer à abandonner le passé et créer un espace de guérison et de croissance.

De plus, se pardonner est un élément essentiel de l'auto-compassion. les femmes peuvent avoir des sentiments d'incompétence ou d'auto-accusation en raison des pressions et des attentes sociales. Cependant, il est important de reconnaître que tout le monde fait des erreurs et connaît des revers, et que l'échec fait naturellement partie de l'expérience humaine. En pratiquant le pardon de soi, les femmes peuvent cultiver un sentiment d'acceptation de soi et de valeur, quelles que soient leurs actions ou leurs lacunes passées.

Entretenir l'auto-compassion implique d'embrasser et de célébrer l'identité et la beauté noires, de pratiquer le pardon et d'abandonner la culpabilité. En affirmant leur valeur inhérente et en se libérant des fardeaux du passé, les femmes peuvent cultiver un profond sentiment d'auto-compassion et de résilience qui les soutient dans leur voyage vers le bien-être émotionnel et l'épanouissement.

Construire des relations de soutien

L'établissement de relations de soutien est vital pour les soins personnels émotionnels, fournissant aux femmes le réseau nécessaire d'amour, de compréhension et d'autonomisation. Dans cette section, nous explorons deux aspects clés de la promotion de relations de soutien : naviguer dans les amitiés, la dynamique familiale et le soutien communautaire, et fixer des limites et défendre vos besoins.

Naviguer dans les amitiés, la dynamique familiale et le soutien communautaire

Naviguer dans les relations avec les amis, la famille et les membres de la communauté peut avoir un impact significatif sur le bien-être émotionnel d'une femme. Cultiver des amitiés solidaires avec des personnes qui élèvent, valident et comprennent ses expériences est essentiel pour favoriser un sentiment d'appartenance et de connexion. S'entourer d'une communauté diversifiée et inclusive qui célèbre la diversité et responsabilise ses membres peut constituer une source précieuse de force et de résilience.

En plus des amitiés, naviguer dans la dynamique familiale peut présenter des défis uniques et des opportunités de croissance. les femmes peuvent connaître des tensions ou des conflits au sein de leur famille en raison de différences de valeurs, de croyances ou de perspectives générationnelles. Cependant, maintenir une communication ouverte et honnête, fixer des limites saines et pratiquer l'empathie et la compréhension peuvent aider à relever ces défis et à renforcer les liens familiaux.

De plus, rechercher le soutien d'organismes communautaires, de groupes culturels ou de communautés spirituelles peut fournir des sources supplémentaires de soutien et de validation. S'engager dans des activités et des initiatives qui correspondent à ses valeurs et à ses intérêts peut favoriser un sentiment d'appartenance et un but, tout en se connectant avec des personnes partageant les mêmes idées et partageant des expériences et des aspirations similaires.

Fixer des limites et défendre vos besoins
Fixer des limites et défendre ses besoins est crucial pour maintenir des relations saines et épanouissantes. Les femmes sont souvent confrontées à l'attente d'être fortes, dévouées et d'un soutien sans fin, ce qui peut conduire à l'épuisement professionnel et au ressentiment si leurs propres besoins sont systématiquement négligés ou ignorés.

Fixer des limites implique de communiquer clairement ses limites, ses préférences et ses attentes dans les relations et de se défendre avec assurance. Cela peut impliquer de dire non aux demandes ou aux exigences qui dépassent ses capacités, d'exprimer un inconfort ou une insatisfaction à l'égard de certains comportements ou interactions, et de donner la priorité aux soins personnels et au bien-être.

De plus, défendre ses besoins implique de reconnaître et de valoriser sa valeur et ses contributions, et de s'affirmer dans des espaces où sa voix et ses expériences peuvent être marginalisées ou réduites au silence. Cela peut impliquer de plaider pour l'égalité des chances et de représentation, de contester les pratiques ou politiques discriminatoires et de plaider en faveur d'un changement systémique qui profite aux femmes et aux communautés.

En conclusion, bâtir des relations de soutien implique de naviguer dans les amitiés, la dynamique familiale et le soutien communautaire, ainsi que de fixer des limites et de défendre ses besoins. En cultivant des relations qui élèvent, valident et responsabilisent, et en se défendant avec assurance et confiance, les femmes noires peuvent créer un réseau de soutien et de validation qui les soutient dans leur voyage vers le bien-être et l'épanouissement émotionnels.

Faire face au stress et à l'anxiété

Le stress et l'anxiété sont des expériences courantes pour de nombreuses personnes, et les femmes noires, en particulier, peuvent être confrontées à des facteurs de stress uniques en raison du racisme systémique, de la discrimination sexuelle et des pressions sociétales. Faire face au stress et à l'anxiété est essentiel pour maintenir le bien-être émotionnel et la résilience. Dans cette section, nous explorons des stratégies pour gérer les facteurs de stress quotidiens et faire face aux crises d'anxiété et de panique.

Stratégies pour gérer les stress quotidiens
La gestion des facteurs de stress quotidiens est cruciale pour prévenir le stress chronique et ses effets négatifs sur la santé physique et émotionnelle. Les femmes noires peuvent être confrontées à une variété de facteurs de stress dans leur vie quotidienne, notamment la pression professionnelle, les

responsabilités familiales, les préoccupations financières et les injustices sociétales. La mise en œuvre de stratégies efficaces de gestion du stress peut aider à atténuer les tensions et à favoriser un sentiment de calme et d'équilibre.

Une stratégie de gestion du stress quotidien consiste à donner la priorité aux activités de soins personnels qui favorisent la relaxation et le rajeunissement. Cela peut inclure la pratique d'exercices réguliers, la pratique de la méditation de pleine conscience ou la pratique de passe-temps et d'activités qui apportent joie et épanouissement. Prendre des pauses tout au long de la journée pour se ressourcer et se réinitialiser peut aider à prévenir l'épuisement professionnel et à accroître la résilience face aux facteurs de stress.

De plus, il est essentiel de développer des mécanismes d'adaptation sains pour faire face au stress. Cela peut impliquer de rechercher le soutien social d'amis, de famille ou de groupes de soutien, d'exprimer ses émotions par le biais d'outils créatifs tels que l'écriture ou l'art, ou de pratiquer des techniques de relaxation telles que la respiration profonde ou la relaxation musculaire progressive. En développant une boîte à outils de stratégies d'adaptation, les femmes peuvent gérer efficacement les facteurs de stress quotidiens et renforcer leur résilience au fil du temps.

De plus, cultiver un environnement favorable à la maison et sur le lieu de travail peut aider à atténuer les facteurs de stress et à créer un sentiment de sécurité et d'appartenance. Cela peut impliquer de fixer des limites avec les individus toxiques, de défendre ses besoins et ses droits et de rechercher des espaces inclusifs qui valorisent la diversité et l'équité. Construire un solide réseau de soutien composé de personnes de confiance qui offrent une validation, des encouragements et une assistance pratique peut fournir un tampon contre le stress et promouvoir le bien-être émotionnel.

Faire face à l'anxiété et aux crises de panique

L'anxiété et les crises de panique peuvent être des expériences accablantes qui perturbent la vie quotidienne et provoquent une détresse importante. Les femmes noires peuvent être particulièrement vulnérables à l'anxiété due aux injustices systémiques, aux traumatismes raciaux et aux attentes sociétales. Faire face à l'anxiété et aux crises de panique implique la mise en œuvre de stratégies d'adaptation pour gérer les symptômes et la recherche d'un soutien professionnel en cas de besoin.

Une stratégie efficace pour lutter contre l'anxiété consiste à pratiquer des techniques de relaxation qui favorisent un sentiment de calme et de relaxation. Cela peut inclure des exercices de respiration profonde, une relaxation musculaire progressive ou une imagerie guidée. En pratiquant ces techniques régulièrement, les femmes peuvent réduire l'intensité des symptômes d'anxiété et retrouver un sentiment de contrôle sur les émotions aériennes.

De plus, il est essentiel de lutter contre les schémas de pensée négatifs et les distorsions cognitives pour gérer l'anxiété. les femmes peuvent être confrontées à un racisme intériorisé ou à un discours intérieur négatif qui exacerbe les sentiments d'anxiété et de doute de soi. En identifiant et en remettant en question ces pensées déformées, les individus peuvent recadrer leurs perspectives et développer des interprétations plus équilibrées et réalistes d'eux-mêmes et de leurs expériences.

De plus, demander le soutien professionnel d'un thérapeute ou d'un conseiller peut fournir des outils et des techniques précieux pour gérer l'anxiété et les crises de panique. La thérapie cognitivo-comportementale (TCC) est particulièrement efficace pour traiter les troubles anxieux, car elle aide les individus à identifier et à modifier les schémas de pensée et les comportements inadaptés. La thérapie peut également fournir un espace sûr et favorable pour traiter les émotions difficiles, explorer le traumatisme sous-jacent et développer des stratégies d'adaptation adaptées aux besoins individuels.

Faire face au stress et à l'anxiété est essentiel pour maintenir le bien-être émotionnel et la résilience. En mettant en œuvre des stratégies pour gérer le stress quotidien et faire face à l'anxiété et aux crises de panique, les femmes peuvent cultiver un sentiment de calme, d'équilibre et d'autonomisation dans leur vie. Rechercher le soutien de personnes et de professionnels de confiance peut fournir des ressources et des conseils supplémentaires pour relever les défis et promouvoir le bien-être général.

Guérison d'un traumatisme

Un traumatisme, qu'il soit historique ou interpersonnel, peut avoir des effets profonds et durables sur le bien-être émotionnel d'un individu. Pour les femmes noires, l'héritage du racisme systémique, de la discrimination fondée sur le sexe et du traumatisme intergénérationnel peut se manifester sous diverses formes de détresse psychologique. Guérir d'un traumatisme implique de comprendre ses racines, de rechercher une aide professionnelle et une thérapie, et de s'engager dans des pratiques de soins personnels qui favorisent la guérison et la résilience.

Comprendre les traumatismes historiques et interpersonnels

Le traumatisme historique fait référence aux blessures émotionnelles et psychologiques cumulatives subies par des individus ou des communautés à la suite de l'oppression systémique, de la colonisation, de l'esclavage ou d'autres formes d'injustice historique. Pour les femmes noires, le traumatisme historique englobe l'impact durable de l'esclavage, de la ségrégation et de la discrimination raciale continue sur la santé mentale et le bien-être. Cela inclut la transmission des traumatismes d'une génération à l'autre, ainsi que la normalisation de la violence, de l'injustice et des inégalités au sein de la société.

Les traumatismes interpersonnels, quant à eux, font référence à des expériences traumatisantes qui surviennent dans les relations personnelles, telles que la violence physique ou sexuelle, la violence domestique ou la négligence infantile. Les femmes noires peuvent être affectées de manière disproportionnée par un traumatisme interpersonnel en raison de facteurs croisés tels que la race, le sexe et le statut socio-économique. De plus, l'intersectionnalité de l'oppression peut exacerber les effets du traumatisme, conduisant à des formes complexes et croisées de détresse psychologique.

Comprendre les racines du traumatisme historique et interpersonnel est essentiel à la guérison, car cela fournit un contexte aux expériences et aux émotions qui surviennent. Reconnaître l'impact de l'injustice systémique et de la discrimination sur la santé mentale permet aux individus de valider leurs expériences, de se connecter avec d'autres personnes qui partagent des luttes similaires et de plaider en faveur d'un changement systémique.

Recherche d'aide professionnelle et de thérapie

Rechercher une aide professionnelle et une thérapie est une étape cruciale pour guérir d'un traumatisme et retrouver son sentiment d'action et de bien-être. La thérapie offre un espace sûr et confidentiel permettant aux individus d'explorer leurs expériences, de traiter les émotions difficiles et de développer des stratégies d'adaptation pour gérer les symptômes du traumatisme.

Il existe diverses approches thérapeutiques qui peuvent être efficaces pour traiter les traumatismes, notamment la thérapie cognitivo-comportementale (TCC), la thérapie comportementale dialectique (TCD), la désensibilisation et le retraitement des mouvements oculaires (EMDR) et la thérapie tenant compte des traumatismes. Ces approches visent à aider les individus à comprendre le lien entre leurs pensées, leurs émotions et leurs comportements, et à développer des compétences pour réguler leurs émotions, gérer les déclencheurs et renforcer leur résilience.

De plus, une thérapie culturellement compétente est essentielle pour les femmes noires qui recherchent du soutien pour des problèmes liés à un traumatisme. Les thérapeutes culturellement compétents comprennent les contextes culturels, sociaux et historiques uniques qui façonnent les expériences de traumatisme des femmes et peuvent fournir des interventions et un soutien culturellement pertinents. Cela peut inclure l'intégration de perspectives, de rituels et de traditions afrocentriques dans la thérapie, ainsi que la résolution des problèmes de race, d'identité et d'autonomisation dans le processus thérapeutique.

De plus, la thérapie de groupe et les groupes de soutien peuvent être des ressources précieuses pour les personnes qui guérissent d'un traumatisme. Se connecter avec d'autres personnes qui ont vécu des défis similaires peut réduire les sentiments d'isolement et de honte, fournir une validation et une compréhension et offrir des opportunités de soutien mutuel et de croissance. La thérapie de groupe permet aux individus de partager leurs expériences, d'apprendre des points de vue des autres et de mettre en pratique de nouvelles compétences d'adaptation dans un environnement favorable et empathique.

Guérir d'un traumatisme implique de comprendre les racines du traumatisme historique et interpersonnel, de rechercher une aide professionnelle et une thérapie et de s'engager dans des pratiques de soins personnels qui favorisent la guérison et la résilience. En reconnaissant l'impact du traumatisme sur la santé mentale, en accédant à un soutien culturellement compétent et en se connectant avec d'autres personnes partageant des expériences similaires, les femmes peuvent retrouver leur sens de l'action et de leur bien-être et se lancer dans un voyage de guérison et d'autonomisation.

Adopter la résilience et l'autonomisation

Adopter la résilience et l'autonomisation est essentiel pour vous, en tant que femme, pour faire face à la myriade de défis et d'adversités que vous pourriez rencontrer dans la vie. La résilience implique votre capacité à rebondir après les revers, à vous adapter au changement et à prospérer face à l'adversité. L'autonomisation, d'autre part, consiste à reconnaître votre valeur, votre capacité d'agir et votre capacité à apporter des changements positifs dans votre vie et votre communauté. Dans cette section, nous explorons deux aspects clés de l'adoption de la résilience et de l'autonomisation pour vous : tirer la force de votre héritage culturel et de votre résilience, et cultiver la confiance et l'affirmation de soi.

Tirer sa force du patrimoine culturel et de la résilience

En tant que femme, vous possédez un riche héritage culturel et une histoire de résilience qui peuvent servir de source de force et d'inspiration dans les moments difficiles. En vous appuyant sur la sagesse, les traditions et la résilience de vos ancêtres, vous pouvez cultiver un sentiment de fierté, d'identité et d'appartenance qui vous soutient dans l'adversité.

Une façon de tirer la force de votre culture est de découvrir et de célébrer l'histoire, les réalisations et les contributions des Noirs à la société. Explorez les réalisations de femmes leaders, artistes, activistes et innovatrices, et reconnaissez leur résilience face à l'oppression systémique et à l'adversité. En vous connectant aux histoires et aux expériences de vos ancêtres, vous pouvez trouver l'inspiration et la validation de vos propres luttes et triomphes.

De plus, participer à des pratiques et traditions culturelles peut procurer un sentiment de connexion et d'ancrage en période de stress ou d'incertitude. Assistez à des événements culturels, des festivals ou des cérémonies, pratiquez des rituels tels que le conte, la musique ou la danse, et connectez-vous avec des traditions spirituelles ou religieuses qui résonnent avec vos croyances et vos valeurs. En vous engageant dans le patrimoine culturel de manière significative, vous pouvez cultiver un sentiment d'appartenance et d'autonomisation qui renforce votre résilience et votre sentiment d'identité.

De plus, la création de réseaux de soutien au sein de la communauté noire peut fournir des ressources précieuses et une solidarité en cas de besoin. Connectez-vous avec d'autres femmes qui partagent des expériences et des valeurs similaires pour partager leur sagesse, s'offrir un soutien mutuel et plaider en faveur de l'autonomisation collective et du changement social. En étant solidaires, vous pouvez amplifier votre voix, contester les injustices systémiques et créer une société plus équitable et plus inclusive pour les générations futures.

Cultiver la confiance et l'affirmation de soi

Cultiver la confiance et l'affirmation de soi est essentiel pour vous, en tant que femme, pour relever les défis, poursuivre vos objectifs et défendre vos besoins et vos droits. La confiance implique de croire en vos capacités, votre valeur et votre potentiel, tandis que l'affirmation de soi implique de vous exprimer avec confiance et respect, de défendre vos besoins et vos limites et de vous défendre face à l'adversité.

Une façon de cultiver la confiance est de remettre en question les croyances limitantes et le discours intérieur négatif qui sapent votre estime de soi et votre potentiel. Vous pouvez intérioriser des messages sociaux qui perpétuent des stéréotypes, le syndrome de l'imposteur ou un sentiment d'insuffisance. En reconnaissant ces croyances comme fausses et en les recadrant avec des déclarations affirmatives et responsabilisantes, vous pouvez cultiver un état d'esprit plus positif et plus résilient.

De plus, se fixer et atteindre des objectifs, aussi petits soient-ils, peut renforcer la confiance et l'efficacité personnelle au fil du temps. Décomposez les objectifs en étapes gérables, célébrez les progrès et apprenez des échecs. Ce faisant, vous pouvez développer un sentiment de compétence et de maîtrise qui renforce votre confiance et votre résilience.

De plus, pratiquer l'affirmation de soi implique de s'exprimer avec confiance et respect dans les interactions interpersonnelles, de fixer des limites saines et de défendre vos besoins et vos droits. Vous pouvez être confronté à des défis uniques pour vous affirmer en raison des attentes de la société, des stéréotypes ou des craintes de réaction négative ou de rejet. Cependant, l'affirmation de soi est une compétence qui peut être apprise et pratiquée au fil du temps grâce à une formation à l'affirmation de soi, des exercices de jeux de rôle et en fixant de petits objectifs réalisables pour un comportement assertif.

En conclusion, adopter la résilience et l'autonomisation implique de tirer la force de votre héritage culturel et de votre résilience, et de cultiver la confiance et l'affirmation de soi. En vous connectant à la sagesse et à la résilience de vos ancêtres, en construisant des réseaux de soutien au sein de la communauté noire et en remettant en question les croyances autolimitantes, vous pouvez cultiver un sentiment de fierté, d'identité et d'action qui vous soutient dans l'adversité et vous permet de créer un changement positif. dans votre vie et votre communauté.

Pratiquer des rituels de soins personnels

Pratiquer des rituels de soins personnels est essentiel pour vous, en tant que femme, pour donner la priorité à votre bien-être et nourrir votre esprit, votre corps et votre esprit. Prendre soin de soi implique de réserver intentionnellement du temps et de l'espace pour prendre soin de vous, recharger votre énergie et cultiver un sentiment d'équilibre et d'harmonie dans votre vie. Dans cette section, nous explorons deux aspects clés de la pratique de rituels de soins personnels : l'intégration de pratiques physiques, mentales et spirituelles et la création d'une routine de soins personnels personnalisée qui répond à vos besoins et préférences uniques.

Intégrer des pratiques physiques, mentales et spirituelles

L'intégration de pratiques physiques, mentales et spirituelles dans votre routine de soins personnels vous permet d'aborder votre bien-être holistique et de cultiver un sentiment de plénitude et de vitalité.

-Pratiques physiques : les soins personnels impliquent de prendre soin de votre corps par le mouvement, la nourriture et le repos. Faites régulièrement de l'exercice que vous aimez, qu'il s'agisse de yoga, de danse ou de promenade dans la nature. Donnez la priorité à nourrir votre corps avec des aliments nutritifs qui alimentent votre énergie et soutiennent votre santé globale. Assurez-vous également de donner la priorité au repos et à la relaxation, en dormant suffisamment chaque nuit et en prenant des pauses tout au long de la journée pour vous ressourcer.

-Pratiques mentales : les soins personnels mentaux impliquent de nourrir votre esprit et vos émotions, de réduire le stress et de promouvoir la clarté mentale et la résilience. Pratiquez la méditation de pleine conscience pour cultiver la conscience du moment présent et réduire l'anxiété et le stress. Participez à des activités qui stimulent votre esprit et votre créativité, comme la lecture, la tenue d'un journal ou la résolution d'énigmes. Fixez des limites avec la technologie et les médias sociaux pour protéger vos espaces mentaux et concentrez-vous sur les activités qui vous apportent joie et épanouissement.

-Pratiques spirituelles : les soins personnels spirituels impliquent de se connecter avec votre sagesse intérieure, votre objectif et votre sentiment de sens et d'appartenance. Participez à des pratiques spirituclles qui correspondent à vos croyances et à vos valeurs, qu'il s'agisse de prière, de méditation ou de temps passé dans la nature. Connectez-vous avec votre communauté spirituelle ou recherchez des mentors et des guides spirituels qui peuvent vous soutenir dans votre voyage de découverte de soi et de croissance. Cultivez la gratitude et l'appréciation pour les bénédictions de votre vie, favorisant un sentiment d'abondance et d'épanouissement.

Créer une routine de soins personnels personnalisée

Créer une routine de soins personnels personnalisée vous permet d'adapter vos pratiques de soins personnels pour répondre à vos besoins, préférences et style de vie uniques. En concevant intentionnellement une routine qui favorise votre bien-être, vous pouvez cultiver une plus grande résilience, vitalité et joie dans votre vie.

-Identifiez vos besoins : commencez par réfléchir à votre style de vie actuel et identifiez les domaines dans lesquels vous pourriez bénéficier de davantage de soins personnels. Vous sentez-vous physiquement épuisé et avez-vous besoin de plus de repos ? Êtes-vous confronté à des niveaux élevés de stress et d'anxiété et avez-vous besoin de plus de soins mentaux ? Vous sentez-vous déconnecté de votre pratique spirituelle et avez-vous besoin de plus de nourriture spirituelle ? Faites le point sur vos besoins et vos priorités pour guider votre routine de soins personnels.

-Fixez-vous des objectifs réalistes : fixez-vous des objectifs réalistes et réalisables pour votre routine de soins personnels, en tenant compte de votre emploi du temps, de vos ressources et de vos niveaux d'énergie. Commencez petit et prenez progressivement de l'élan au fil du temps, en ajoutant de nouvelles pratiques ou rituels lorsque vous vous sentez prêt. Soyez doux et compatissant envers vous-même, en reconnaissant que prendre soin de soi est un voyage continu de découverte et de croissance.

-Expérimentez et explorez : prenez le temps d'expérimenter différentes pratiques et rituels de soins personnels pour voir ce qui vous parle. Soyez ouvert à essayer de nouvelles activités et approches, même si elles peuvent sembler hors de votre zone de confort au début. Faites attention à ce que vous ressentez chaque pratique et si elle vous apporte un sentiment de nourriture, de joie et d'épanouissement.

-Donner la priorité à la cohérence : la cohérence est la clé lorsqu'il s'agit de prendre soin de soi. Prévoyez du temps dédié chaque jour ou semaine pour vous lancer dans vos rituels de soins personnels, en les faisant une partie non négociable de votre routine. Pensez à créer un calendrier ou un planificateur de soins personnels pour vous aider à rester organisé et responsable de vos objectifs en matière de soins personnels.

-Écoutez votre intuition : faites confiance à votre intuition et écoutez les signaux de votre corps pour guider votre routine de soins personnels. Faites attention à ce qui vous semble nourrissant et réparateur, et honorez vos besoins et vos limites en conséquence. Soyez flexible et adaptable, en ajustant vos pratiques de soins personnels si nécessaire en fonction des changements dans votre situation ou vos priorités.

En conclusion, pratiquer des rituels de soins personnels est essentiel pour donner la priorité à votre bien-être et nourrir votre esprit, votre corps et votre esprit en tant que femme. En incorporant des pratiques physiques, mentales et spirituelles dans votre routine et en créant une routine de soins personnels personnalisée qui répond à vos besoins et préférences uniques, vous pouvez cultiver une plus grande résilience, vitalité et joie dans votre vie. N'oubliez pas d'être doux et compatissant avec vous-même tout au long du chemin, en honorant votre voyage de découverte de soi et de croissance.

Équilibrer le travail, la vie et l'activisme

Concilier travail, vie privée et militantisme est essentiel pour vous, en tant que femme, pour maintenir votre bien-être, poursuivre vos objectifs et contribuer à un changement positif dans votre communauté et votre société. Jongler avec les exigences de votre carrière, de votre vie personnelle et de votre militantisme peut être difficile, mais avec de l'intentionnalité et des soins personnels, vous pouvez trouver l'harmonie et l'épanouissement dans tous les domaines de votre vie. Dans cette section, nous explorons deux aspects clés de l'équilibre entre le travail, la vie et l'activisme : gérer les objectifs de carrière et les responsabilités, et s'engager dans la justice sociale et l'activisme tout en protégeant votre santé mentale.

Gérer les objectifs de carrière et les responsabilités

En tant que femme, gérer vos objectifs de carrière et vos responsabilités nécessite une planification minutieuse, une priorisation et une définition des limites pour garantir que vous pouvez poursuivre vos aspirations professionnelles tout en maintenant un équilibre sain entre votre vie professionnelle et votre vie privée.

-**Fixez des objectifs clairs :** commencez par fixer des objectifs clairs et réalisables qui correspondent à vos valeurs, vos intérêts et vos forces. Que vous aspiriez à progresser dans votre rôle actuel, à changer de carrière ou à poursuivre l'entrepreneuriat, avoir une vision claire de ce que vous voulez réaliser peut vous aider à guider vos actions et vos décisions.

-**Donner la priorité aux soins personnels :** donnez la priorité aux pratiques de soins personnels qui nourrissent votre esprit, votre corps et votre esprit, même au milieu des exigences de votre carrière. Prenez le temps de faire régulièrement de l'exercice, du repos et de la relaxation pour recharger votre énergie et éviter l'épuisement professionnel. Fixez des limites au travail pour protéger votre temps personnel et maintenir un bon équilibre entre vie professionnelle et vie privée.

-Rechercher du soutien et du mentorat : recherchez le soutien et le mentorat de collègues, de mentors ou de réseaux professionnels pour vous aider à naviguer dans votre parcours professionnel. Entourez-vous de personnes qui croient en votre potentiel et peuvent vous offrir des conseils, des encouragements et des opportunités de croissance.

-Défendez-vous : Défendez-vous sur le lieu de travail en défendant vos besoins, vos intérêts et vos aspirations. Négociez une rémunération équitable, des opportunités d'avancement et des aménagements qui soutiennent votre bien-être et votre réussite.

N'ayez pas peur de vous affirmer et de défendre votre valeur en tant que femme sur le lieu de travail.

S'engager dans la justice sociale et l'activisme tout en protégeant la santé mentale

S'engager dans la justice sociale et l'activisme est un moyen puissant pour vous, en tant que femme, de plaider en faveur de l'égalité, de la justice et d'un changement positif dans votre communauté et votre société. Cependant, il est important de donner la priorité à votre santé mentale et à votre bien-être tout en vous engageant dans l'activisme pour prévenir l'épuisement professionnel et maintenir votre engagement à long terme en faveur de la justice sociale.

-Fixez des limites : fixez des limites autour de votre travail d'activisme pour protéger votre santé mentale et éviter de vous sentir dépassé. Établissez des limites au temps et à l'énergie que vous consacrez à l'activisme et donnez la priorité aux pratiques de soins personnels qui reconstituent votre énergie et préviennent l'épuisement professionnel.

-Pratiquez l'auto-compassion : pratiquez l'auto-compassion et les soins personnels pour nourrir votre bien-être émotionnel au milieu des défis du travail d'activisme. Reconnaissez vos limites et vos vulnérabilités, et soyez doux et compréhensif avec vous-même lorsque vous rencontrez des revers ou des difficultés.

-Rechercher du soutien : recherchez le soutien d'autres militants, d'amis, de membres de votre famille ou de professionnels de la santé mentale lorsque vous en avez besoin. Entourez-vous d'une communauté solidaire qui comprend les défis uniques de l'activisme et peut offrir de l'empathie, de la validation et des encouragements.

-Prenez des pauses : faites des pauses dans votre travail d'activisme lorsque vous avez besoin de vous ressourcer et de reconstituer votre énergie. Participez à des activités qui vous apportent joie et détente, qu'il s'agisse de passer du temps avec vos proches, de pratiquer des passe-temps ou de profiter de la nature.

-Concentrez-vous sur l'impact : Concentrez-vous sur l'impact et l'importance de votre travail d'activisme, plutôt que de vous enliser dans le perfectionnisme ou dans des attentes irréalistes. Célébrez vos réussites et vos jalons en cours de route, et reconnaissez les contributions que vous apportez au changement positif dans votre communauté et votre société.

Concilier travail, vie privée et militantisme est essentiel pour vous, en tant que femme, pour maintenir votre bien-être, poursuivre vos objectifs et contribuer à un changement positif dans votre communauté et votre société. En gérant vos objectifs de carrière et vos responsabilités avec intentionnalité et en prenant soin de vous-même, et en vous engageant dans la justice sociale et l'activisme tout en donnant la priorité à votre santé mentale, vous pouvez trouver l'harmonie et l'épanouissement dans tous les domaines de votre vie. N'oubliez pas de fixer des limites, de faire preuve d'auto-compassion, de demander de l'aide en cas de besoin et de célébrer vos contributions à un changement positif en cours de route.

Conclusion

Alors que vous atteignez la fin de ce voyage d'exploration des soins personnels émotionnels pour les femmes noires, prenez un moment pour réfléchir à vos progrès et à votre croissance, et réaffirmez votre engagement envers votre bien-être émotionnel continu.

Réflexion sur le progrès et la croissance

Tout au long de cette exploration, vous avez approfondi divers aspects des soins personnels émotionnels, allant de la compréhension de l'importance de la résilience et de l'autonomisation à la pratique de rituels de soins personnels et à l'équilibre entre le travail, la vie et l'activisme. Vous avez pris des mesures pour tirer parti de votre héritage culturel, cultiver la confiance et l'affirmation de soi, et vous engager dans la justice sociale et l'activisme tout en protégeant votre santé mentale. En cours de route, vous avez relevé des défis, fait preuve de résilience et célébré vos victoires, grandes et petites.

Réfléchissez au chemin parcouru dans votre parcours de soins personnels émotionnels. Considérez les connaissances que vous avez acquises, les habitudes que vous avez cultivées et les obstacles que vous avez surmontés. Célébrez votre croissance et votre résilience, en reconnaissant les progrès que vous avez réalisés en donnant la priorité à votre bien-être et en nourrissant votre esprit, votre corps et votre esprit.

S'engager dans un voyage continu de soins personnels émotionnels
À la fin de ce voyage, réengagez-vous dans votre voyage émotionnel en voiture. Reconnaissez que prendre soin de soi n'est pas une destination mais une pratique permanente de découverte de soi, de croissance et de renouveau. Continuez à donner la priorité à votre bien-être, en prenant du temps pour des rituels de soins

personnels, en fixant des limites et en recherchant du soutien en cas de besoin.

Engagez-vous à nourrir votre résilience et votre autonomisation, en tirant parti de votre héritage culturel et de votre communauté, et en défendant vos besoins et vos droits. Adoptez l'auto-compassion et l'amour-propre, en reconnaissant votre valeur inhérente et votre valeur en tant que femme. Et n'oubliez pas que vous n'êtes pas seul dans ce voyage : entourez-vous de réseaux de soutien et d'alliés qui vous soutiennent et vous responsabilisent tout au long du chemin.

En conclusion, sachez que votre engagement à prendre soin de vous émotionnellement est un acte radical d'amour-propre et d'autonomisation. En donnant la priorité à votre bien-être et en nourrissant votre esprit, votre corps et votre esprit, vous transformez non seulement votre propre vie, mais vous contribuez également à un changement positif dans votre communauté et votre société. Adoptez le pouvoir des soins personnels en tant qu'outil de résilience, de guérison et de libération, et continuez à faire briller votre lumière pendant que vous parcourez le voyage à venir.

9 7 9 8 8 8 3 8 3 7 9 5 0